AF299772

Te 77
226,

# DE LA FIÈVRE

# DES PHTHISIQUES

## DANS SES RAPPORTS

## AVEC LA MÉDICATION HYDRO-SULFUREUSE

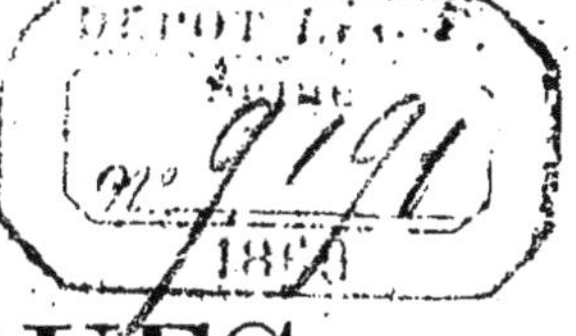

### MÉMOIRE

LU A LA SOCIÉTÉ D'HYDROLOGIE MÉDICALE DE PARIS
DANS LA SÉANCE DU 5 AVRIL 1869

PAR

## Le docteur GIGOT-SUARD

MÉDECIN CONSULTANT AUX EAUX DE CAUTERETS

Membre titulaire de la Société d'hydrologie médicale de Paris
Correspondant de l'Académie impériale des sciences de Rouen
de la Société de médecine et de la Société de thérapeutique de Paris
de la Société impériale de médecine
et de la Société médico-chirurgicale des hôpitaux de Bordeaux
de la Société impériale havraise des sciences diverses
de la Société impériale de médecine de Marseille
de la Société médico-chirurgicale de Bruges
de la Société des sciences historiques et naturelles de l'Yonne
des Sociétés de médecine de Tours, Poitiers, Limoges, Agen, etc., etc.

---

PARIS

J.-B. BAILLIÈRE et FILS

LIBRAIRES DE L'ACADÉMIE IMPÉRIALE DE MÉDECINE

Rue Hautefeuille, 19, près du boulevard Saint-Germain.

1869

Paris. — Imprimerie de E. MARTINET, rue Mignon, 2.

# DE LA FIÈVRE

# DES PHTHISIQUES

DANS SES RAPPORTS

AVEC LA MÉDICATION HYDRO-SULFUREUSE

---

I. Parmi les nombreuses questions qui se rattachent à la spécialité de nos travaux, il en est une que nous verrons se reproduire fréquemment, sous les formes les plus originales et les plus variées : je veux parler du traitement de la phthisie pulmonaire par les eaux minérales. Et pourrait-il en être autrement, lorsque, dans l'état actuel de la science, l'usage de ces eaux est en quelque sorte la médication classique de la tuberculose des poumons ?

Personne de nous n'a oublié la remarquable discussion qui a eu lieu au sein de cette Société sur les effets des eaux minérales employées contre la phthisie pulmonaire, et qui profitera certainement plus à l'humanité que les interminables controverses sur l'inoculabilité de la tuberculose. Or cette question, plutôt ajournée que résolue, revient aujourd'hui, après plusieurs années d'intervalle, grâce au mémoire que M. le docteur Leudet vous à présenté à l'appui de sa candidature au titre de membre titulaire.

Vous savez que le sujet traité par notre savant confrère est celui-ci : *De la fièvre des phthisiques. Est-elle une contre-indication absolue de l'usage des Eaux-Bonnes ?* M. Leudet ne pouvait choisir un sujet plus en rapport avec sa pratique spéciale et plus digne de l'attention de la Société d'hydrologie. Après avoir écouté avec un vif intérêt le rapport de M. Tillot sur ce mémoire, rapport écrit avec la précision et la netteté qui caractérisent les travaux de notre distingué collègue, j'ai déclaré que j'en discuterais les points principaux. C'est que ce rapport et le mémoire dont il donne l'analyse m'ont paru renfermer plusieurs propositions importantes. Ce sont ces propositions que je vous demande la permission d'examiner devant vous.

Lorsqu'il s'agit du traitement de la phthisie pulmonaire, deux écueils se présentent : d'un côté le doute, le découragement, le scepticisme, résultat des insuccès, malheureusement trop nombreux ; de l'autre, une trop grande précipitation à conclure, une foi aveugle allant jusqu'à l'enthousiasme, à la suite de faits heureux, rares, je dirais presque exceptionnels. Quant à moi, je ne suis ni pessimiste, ni optimiste : je crois à l'action bienfaisante, presque héroïque des eaux minérales dans la phthisie pulmonaire ; mais je crois aussi à leurs effets désastreux. C'est principalement à ce point de vue que le mémoire de M. Leudet et le rapport de M. Tillot me paraissent mériter une attention sérieuse.

II. — Il y a un premier point sur lequel je suis en désaccord avec ces honorables collègues. D'après M. Leudet, la fièvre est un élément essentiel, un symptôme nécessaire et fatal de la tuberculisation pulmonaire. M. Tillot n'est pas moins explicite : « La fièvre, dit-il, manque bien rarement dans la tuberculisation ; par conséquent s'occuper de la fièvre des phthisiques, c'est faire l'histoire de la phthisie tout entière. »

Ces assertions me semblent trop générales et trop absolues, car elles indiquent que la fièvre accompagne la tuberculisation pulmonaire presque toujours et à toutes ses périodes, ce qui est en contradiction avec l'observation journalière. En effet, sans parler de ces phthisies insidieuses que Laennec appelait *latentes*, ni de cette forme particulière à laquelle MM. Hérard et Cornil ont donné le nom de *phthisie granuleuse généralisée apyrétique ou sans lésions inflammatoires*, combien ne voit-on pas de tuberculeux chez lesquels la fièvre, c'est-à-dire l'excitation du système circulatoire caractérisée non-seulement par l'accélération du pouls, mais encore et surtout par de la sécheresse à la peau, une chaleur âcre et mordicante, de la soif, etc., ne se montre qu'à des intervalles éloignés ou à un degré très-léger, depuis le début de la maladie jusqu'à la période cachectique. J'emprunterai volontiers aux Allemands les dénominations de *phthisie éréthique* et de *phthisie torpide*, à la condition de désigner par la première la tuberculisation essentiellement fébrile, à marche plus ou moins rapide, à réactions générales très-accentuées, et par la seconde la tuberculisation tout à fait chronique, à marche lente, apyrétique ou presque apyrétique pendant la plus grande partie de sa durée. La clinique justifie cette distinction, que je considère comme capitale sous le rapport des indications thérapeutiques.

Sans doute, il n'y a pas de phthisie absolument apyrétique, dans l'acception du mot, puisque la fièvre apparaît toujours, nécessairement, fatalement, à un moment quelconque, ne serait-ce qu'à la période terminale ; mais jusque-là elle peut être, je le répète, fugace, passagère, nulle ou si peu accentuée qu'elle n'occupe pour ainsi dire qu'une place secondaire dans le cortége des phénomènes symptomatiques de la maladie. Cette diversité dans la marche et la physionomie de la tuberculose est subordonnée à une foule de circonstances dont il ne peut être question maintenant.

III. — Suivant M. Leudet, on rencontre chez les phthisiques trois espèces de fièvre qui ont chacune une allure spéciale, des caractères particuliers, un pronostic différent, et qui emportent avec elles des indications contraires :

Fièvre constitutionnelle, tuberculeuse proprement dite, naissant de la lésion pulmonaire, de cette altération organique, nutritive, plasmatique, qui est l'essence même de la tuberculose ;

Fièvre inflammatoire produite par la phlegmasie développée dans les poumons tuberculeux ;

Fièvre idiosyncrasique, personnelle, mise en jeu par les divers éléments physiologiques ou morbides du malade lui-même.

J'avoue, Messieurs, que je n'ai pas trouvé dans l'excellent travail de M. Leudet et le rapport de M. Tillot la justification de cette division. Je n'ai même pas bien saisi les différences qui séparent la fièvre que M. Leudet appelle *fièvre tuberculeuse proprement dite* de la fièvre inflammatoire. Peut-être serez-vous plus heureux que moi lorsque je vous aurai cité textuellement le passage du mémoire de notre savant confrère relatif à cette espèce de fièvre.

« La fièvre tuberculeuse, dit-il, est la plus commune et
» la plus constante des trois variétés que j'étudie ; aussi
» m'arrêtera-t-elle le plus longtemps. C'est la fièvre hecti-

» que des phthisiques. Elle ne fait qu'un avec la maladie ;
» comme la toux, elle en est un élément inséparable.

» Cette fièvre reflète en quelque sorte l'état des pou-
» mons. Un individu maigrit, perd ses forces, tousse un
» peu, — laissons parler M. Gueneau de Mussy ; — après
» ses repas, son pouls s'accélère notablement ; il éprouve
» une chaleur inaccoutumée à la plante des pieds et à la
» paume des mains. La peau des pommettes et du nez
» s'injecte en plaques rouges...... La transpiration est plus
» abondante et plus facile sous l'influence du moindre
» exercice et pendant le sommeil ; souvent elle se localise
» à la tête, à la poitrine, aux extrémités ; la peau des mains
» est habituellement moite, froide et rappelle celle des ba-
» traciens. Ce sont comme des éléments épars de la fièvre
» hectique. »

» Tableau vrai, saisissant, de la fièvre tuberculeuse chez
» un malade qui ne porte encore dans son poumon que
» quelques granulations éparses et plus ou moins localisées
» au sommet.

» Quelquefois la fièvre est plus accentuée et revient par
» accès réguliers : il y a le soir une sorte de malaise,
» d'horripilation qui ressemble à du frisson ; puis une
» chaleur vive, âcre, succède à ce sentiment de froid ;
» le pouls est vif ; des sueurs partielles arrivent et la fièvre
» tombe. Auscultez la poitrine, et vous y trouverez la rai-
» son de cette aggravation dans les caractères de la fièvre.
» Les tubercules ont commencé leur travail de ramollisse-
» ment.

» Enfin l'oreille constate des cavernes, et la fièvre est
» devenue de plus en plus régulière, continue, avec des
» exacerbations le soir ; elle prend de plus en plus les
» caractères de la fièvre hectique. »

Il me semble que M. Leudet rapporte à une même variété deux sortes de fièvre qui diffèrent radicalement entre elles par leur point de départ. D'un côté, en effet, le mouvement fébrile ne se trouve nullement en rapport avec la lésion locale, qui est à peine appréciable, presque nulle ; d'autre part, la fièvre « reflète exactement l'état du poumon », selon l'expression de M. Leudet ; « elle dépend de l'altération organique qui siége dans la poitrine ; elle est en rapport exact avec les lésions locales. » Or tout le monde sait que ces altérations organiques, ces lésions locales sont de nature inflammatoire.

Les tubercules ne produisent jamais la fièvre par eux-mêmes ; c'est ce que les recherches anatomo-pathologiques ont prouvé surabondamment, et je pourrais citer comme l'exemple le plus concluant la phthisie généralisée apyrétique, dans laquelle la tuberculisation envahit non-seulement le tissu pulmonaire, mais encore les organes splanchniques et les membranes.

Quant à la troisième espèce de fièvre, que M. Leudet appelle *idiosyncrasique*, *personnelle*, et qu'il considère comme une *névrose* de l'appareil circulatoire, j'aurais désiré, avec M. Tillot, que notre honorable collègue voulût bien nous apprendre à quels caractères elle se distingue des autres.

Je vous rappellerai que M. Pidoux a déjà signalé une névrose du cœur et des artères, espèce de fièvre angéioténique, selon lui, associée souvent à la phthisie pulmonaire (1). Cette affection ne serait pas la fièvre purulente du *tabes* tuberculeux ; loin de précipiter la tuberculisation, comme fait cette dernière, elle l'enrayerait plutôt. C'est aux yeux de M. Pidoux une fièvre rhumatoïde, ner-

(1) *Annales de la Société d'hydrologie médicale de Paris*, t. X, p. 93.

veuse, une des formes de l'herpétisme viscéral ; car le grand appareil circulatoire peut, — toujours d'après M. Pidoux, — comme le tube digestif, comme les voies respiratoires et tous les autres appareils, être affecté idiopathiquement par l'arthritisme et par l'herpétisme. Voici, d'ailleurs, les caractères que l'éminent inspecteur des Eaux-Bonnes assigne à cette fièvre :

« Les battements du cœur sont brusques, convulsifs, et offrent à l'auscultation plutôt le bruit de choc métallique que le bruit de souffle. Celui-ci est rare, même dans les carotides, quoique les artères soient animées d'une diastole très-violente. Si des bruits de souffle s'y font entendre, c'est un assez bon signe : l'antagonisme avec la cachexie tuberculeuse n'en est que plus assuré. Mais généralement c'est un choc trop brusque pour que le souffle se produise, ce dernier bruit morbide étant peu compatible avec une action trop instantanée et trop électrique des vaisseaux et du cœur. Le cœur gauche et le système artériel sont affectés alors de mouvements analogues à ceux qu'on observe dans la maladie de Basedow, cette maladie mixte du grand appareil circulatoire, intermédiaire aux névroses et aux affections organiques de cet appareil, comme le sont une foule d'affections du domaine de l'herpétisme. »

Je vous le demande, messieurs, trouve-t-on là des caractères suffisants pour admettre, avec M. Pidoux, l'existence d'une fièvre angéioténique ? Non, assurément non. Est-ce que l'accélération de la circulation n'est pas la règle chez les phthisiques ? Est-ce que la fièvre n'a pas d'autres symptômes qu'une fréquence anormale du pouls ? Je reconnais qu'on observe souvent chez les tuberculeux, surtout chez ceux qui sont névropathes, herpétiques ou rhumatisants, des battements brusques et rapides du cœur, une diastole violente des artères, mais je ne crois pas qu'on

soit autorisé à regarder cette névrose, cette surexcitation
du grand appareil circulatoire, comme une fièvre angéioténique spéciale souvent associée à la phthisie pulmonaire. Qu'à ces phénomènes viennent s'en joindre d'autres,
tels que du malaise, de la courbature, de la chaleur à la
peau, de la soif, des horripilations ou des frissons, etc.,
alors nous serons véritablement en face de la fièvre, et je
ne vois pas en quoi cette fièvre diffère de celles que
M. Lendet a décrites sous les noms de *fièvre tuberculeuse*
et de *fièvre inflammatoire*. Par l'intensité et la rapidité
des mouvements du cœur gauche et du système artériel ?
Mais c'est là une question de terrain, et, sous ce rapport,
on peut dire que la fièvre des phthisiques varie avec chaque
individu.

IV. — De cet aperçu critique et des nombreuses ob-
servations que j'ai recueillies, je crois pouvoir conclure
qu'il existe deux espèces de fièvre chez les phthisiques :
l'une, de nature inflammatoire, dépend des lésions qui
siégent dans les organes de la respiration (congestions,
phlegmasies partielles, ramollissement des tubercules, sup-
puration), et est en rapport avec ces lésions, comme on peut
s'en assurer par l'auscultation ; l'autre, que j'appelle constitutionnelle, coïncide avec des signes stéthoscopiques insuffisants pour l'expliquer. Il y a, dans ce cas, disproportion
manifeste entre l'intensité du mouvement fébrile et les
altérations organiques apparentes. Quelquefois même la
fièvre précède les poussées tuberculeuses. Si l'on me de-
mandait quel est le point de départ de cette fièvre, je
répondrais que je n'en sais rien. Peut-être prouve-t-elle
que la diathèse a envahi toute l'économie avant d'atteindre
le poumon. Au reste, toutes les théories, toutes les hypo-
thèses que l'on pourrait faire sur cette question, même les
plus ingénieuses et les plus vraies en apparence, n'offri-

raient que peu d'intérêt au praticien. Ce qu'il lui importe de savoir avant tout, c'est que cette variété de fièvre chez les phthisiques mérite la plus grande attention au point de vue de la médication hydro-sulfureuse, comme nous le verrons tout à l'heure.

V. — Je ne puis quitter ce sujet sans dire quelques mots d'une opinion que j'ai vue avec regret émise par M. Tillot à la fin de son rapport. Il y a peut-être, a dit cet estimable confrère, une quatrième espèce de fièvre à étudier chez les phthisiques pour un médecin des Eaux Bonnes : c'est la fièvre thermale, et nous croyons qu'il eût été fort intéressant de savoir à quels symptômes on pourrait reconnaître la fièvre qui se développe chez les malades soumis à l'action des eaux, et par quels caractères elle diffère des trois autres espèces de fièvre.

Ce n'est pas sans étonnement que je rencontre un jeune médecin du mérite de M. Tillot parmi les partisans de cette doctrine surannée des hydrologues empiriques qui s'appelle la fièvre thermale. Qu'est-ce que cette fièvre, en effet? Un trouble de l'organisme produit par l'abus des eaux, par une pratique irrationnelle, hasardeuse, imprudente, ou par la surexcitation d'organes déjà souffrants. Permettez-moi, messieurs, de répéter ici ce que j'ai écrit à propos de la fièvre thermale dans mes *Études médicales et scientifiques sur les eaux de Cauterets* (page 159) :

« Les modifications que les eaux impriment à la circulation du sang sont insensibles pour le sujet et perceptibles seulement pour le médecin attentif, auquel elles ne sauraient échapper ; elles sont, en un mot, d'un ordre physiologique. Mais si l'accélération de la circulation est permanente ; si les perturbations organiques qui accompagnent tout mouvement fébrile se manifestent, telles que l'inappétence, la courbature, l'insomnie, une grande irritabi-

lité, etc., c'est la fièvre thermo-minérale qui commence.
Ce phénomène a donné naissance aux théories les plus
fausses, aux conceptions les plus exagérées. Il y a peu de
temps encore, on attachait une telle importance à la fièvre
thermale, qu'on la tenait pour indispensable au succès de
tout traitement hydrologique. Aujourd'hui, grâce à une
saine analyse des actions physiologiques et pathogénétiques des eaux, cette opinion ne peut plus être admise
que par les médecins qui n'ont jamais eu l'occasion d'ob-
server les effets d'un traitement thermo-minéral. Lorsque
la fièvre thermale se déclare, elle provient ou du défaut
d'assimilation des eaux, ou de la saturation, ou de congestions organiques, ou enfin de l'exaspération de certains
états pathologiques existant déjà. »

Pour ce qui concerne les Eaux-Bonnes, M. Pidoux a
parfaitement établi qu'il n'est ni nécessaire, ni prudent de
violenter l'organisme pour guérir les malades, et qu'il y
en a beaucoup qui n'éprouvent jamais la réviviscence des
symptômes de la maladie chronique des voies respiratoires
par les eaux, ni comme signe de la saturation thermale, ni
comme condition du succès de la médication (1).

VI. — Occupons-nous maintenant des indications et des
contre-indications de l'usage des eaux sulfureuses contre
la phthisie pulmonaire accompagnée de fièvre.

Bien que je ne pratique pas aux Eaux-Bonnes, huit années d'expérience dans une station très-fréquentée aussi
par les phthisiques, Cauterets, me permettront de discuter
les principales propositions formulées par M. Lendet. Et
je m'y crois d'autant plus autorisé qu'en concluant de
l'action de l'eau de la Raillère, — l'une des sources de
Cauterets spécialement affectée au traitement des phthi-

_______________

(1) *Principes de thérapeutique thermale*, p. 27 et 28.

ques, — à celle de l'eau de Bonnes, c'est conclure du moins au plus, à cause des différences que présentent ces eaux dans leurs effets physiologiques et pathogénétiques. Parmi ces différences, il y en a une essentielle, caractéristique, qui me paraît dominer toutes les autres : c'est que — pour parler le langage de M. Pidoux — les hémoptysies eaux-bonnaises sont beaucoup plus fréquentes et plus intenses que les hémopthysies cauterésiennes; ce qui, suivant moi, revient à dire que l'eau de Bonnes a une action spéciale, élective sur l'appareil respiratoire plus énergique que celle de La Raillère.

VII. — Messieurs, il y a cinq ans, à peu près à pareille époque, le docteur Alfred Buron, de regrettable mémoire, tenait ce langage devant vous : « Je repousse de toute » l'énergie de ma conscience toute idée d'action spécifique » sur le tubercule dont on a voulu parfois doter les eaux » sulfureuses. Si cette action spécifique existait, la guéri» son serait la règle, et l'insuccès l'exception. Or vous » savez que, malheureusement, il est loin d'en être ainsi. » C'est à nous, médecins aux eaux sulfureuses, qu'il appar» tient de répudier hautement, au nom de notre honorabi» lité, toutes ces doctrines extra-médicales, qui, si elles » n'étaient publiquement flétries par nous, finiraient par » nous entraîner dans une déconsidération méritée. Mais » si les eaux n'ont pas d'action spécifique sur la phthisie, » peuvent-elles du moins concourir à sa guérison, ou exer» cer une heureuse influence sur la prolongation de la vie? » Je n'hésite pas à répondre par l'affirmative (1). »

Moi-même je m'exprimais ainsi en 1867 (2) : « Certaines eaux peuvent prévenir le développement de la

_______________

(1) *Annales de la Soc. d'hydr. méd. de Paris*, t. X, p. 249.
(2) *Précis sur les eaux de Cauterets*, p. 79.

tuberculisation, l'immobiliser, la rendre compatible avec la vie pendant un temps plus ou moins long, et aider à la guérison quand cela est possible ; mais il n'y a jusqu'à présent aucune source qui exerce une action directe, spéciale sur la phthisie pulmonaire..... Pour ce qui concerne les eaux de Cauterets, je résume ainsi leurs effets chez les phthisiques, d'après ma propre observation :

« *Action tonique-reconstitutive*. — L'appétit augmente généralement ; l'élaboration et l'assimilation des matériaux réparateurs deviennent plus faciles, plus complètes ; aussi les malades voient-ils leurs forces augmenter progressivement. L'organisme prend donc de la résistance, et la diathèse est plus ou moins entravée dans son évolution.

» *Action substitutive*. – L'expectoration se fait mieux ; quelquefois elle diminue, d'autres fois elle augmente. L'état catarrhal, la congestion pulmonaire péri-tuberculeuse, les engorgements hypostatiques et interstitiels du tissu pulmonaire sont modifiés par la stimulation que les eaux exercent sur l'appareil respiratoire. Mais cette stimulation doit être surveillée, graduée, dosée en quelque sorte ; car si elle était trop intense, elle produirait des effets inverses, c'est-à-dire de nouvelles congestions amenant de nouvelles exsudations tuberculeuses. C'est pourquoi il me paraît difficile d'admettre, avec M. Pidoux, que les hémoptysies qui surviennent aux Eaux-Bonnes pendant le traitement thermal sont sans gravité et même salutaires.

» *Action dérivative*. — Opérée par les eaux administrées en boisson, en bains et en douches. M. Gueneau de Mussy regrettait que l'installation insuffisante des baignoires aux Eaux-Bonnes, par suite du débit peu abondant des sources, ne permît pas d'administrer des bains aux phthisiques d'une manière plus générale.

» *Action résolutive*. — Je suis de ceux qui ne croient

pas à la possibilité de la résorption de la matière tuberculeuse dans le parenchyme pulmonaire. En revanche, j'ad-
mets que les infiltrations plastiques peuvent se résorber,
de même que les engorgements péri-tuberculeux dimi-
nuent, ce qui explique la transformation ou l'élimination
des tubercules dans quelques cas.

» *Action dépurative*. — Jointe aux effets reconstituants
des eaux, elle concourt à modifier l'état diasthésique. »

Vous voyez, messieurs, combien sont complexes les
effets de nos eaux dans le traitement de la phthisie pulmonaire, et il me semble que les énumérer, c'est, pour
ainsi dire, mettre en évidence les indications et les contre-
indications de leur emploi contre cette redoutable maladie.
Ne perdons pas de vue, en effet, que l'excitation qu'elles
produisent sur les parties malades doit être graduée, dosée, comme je viens de le dire, et qu'envisagée de cette
façon, une eau sulfureuse est une arme à deux tranchants
qui, malheureusement, n'a pas la vertu de la lance d'A-
chille. Donc, pas d'eau sulfureuse dans les phthisies où
domine l'élément inflammatoire ; et, dans ce cas, la fièvre
est le véritable indicateur. Je m'explique.

J'ai déjà insisté sur ce point, que la circulation est généralement accélérée chez les phthisiques, et que la fréquence du pouls, l'énergie des battements du cœur et
l'intensité de la diastole artérielle ne sont pas les symptômes essentiels, caractéristiques de la fièvre ; il y a un
phénomène primordial qui domine la situation ; c'est la
chaleur, ainsi que M. le professeur Sée l'a démontré tout
récemment dans ses remarquables leçons cliniques à l'hô-
pital de la Charité. Étudier la chaleur chez les phthisiques
et les modifications qu'elle subit sous l'influence des eaux
sulfureuses, voilà, soit dit en passant, un sujet d'études
fécond pour les médecins hydrologues. Que mes savants

confrères des Eaux-Bonnes me permettent de leur donner rendez-vous sur ce terrain pour la session prochaine.

En attendant, étant donné un phthisique fébricitant, à réactions générales très-accentuées, et chez lequel le thermomètre marque de 38 à 40 degrés centigrades au moment du paroxysme, il faut d'abord décider, par l'auscultation et un examen attentif du malade, si la fièvre a son point de départ dans les lésions pulmonaires ou si elle en est indépendante. Vous vous rappelez que, dans le premier cas, M. Leudet considère la fièvre comme essentiellement tuberculeuse, tandis que, selon moi, elle est de nature inflammatoire, c'est-à-dire liée aux phlegmasies partielles ou pneumonies lobulaires (Hérard et Cornil) qui se forment autour des productions tuberculeuses. Mais ce n'est pas seulement sur ce point que je diffère avec M. Leudet ; je me trouve aussi en désaccord avec lui au sujet des indications thérapeutiques. Pour l'honorable praticien de Bonnes, l'existence de cette fièvre ne contre-indique nullement l'usage des eaux ; loin de là, celles-ci agiraient d'une façon *antituberculeuse*. Je n'aime pas assez les discussions de mots pour chercher querelle à M. Leudet sur cette expression « *antituberculeuse* », que je repousse formellement. Je me bornerai à dire que je ne partage pas sa sécurité ni ses convictions, quand il affirme que les Eaux-Bonnes enrayent la désorganisation des poumons, et fortifient ces organes contre les atteintes d'une nouvelle explosion de tubercules. Je crois, au contraire, que l'excitation sulfureuse augmente l'inflammation dont le tissu pulmonaire est le siége, et que, en général, les effets consécutifs des eaux aboutissent plutôt à une aggravation des altérations organiques, peut-être même à de nouvelles poussées tuberculeuses, qu'à une atténuation, à un arrêt dans la maladie.

Je sais bien que Buron, auquel une pratique de quinze années à Canterets donnait une autorité irrécusable, a prétendu, dans le remarquable mémoire dont je vous ai déjà cité un passage, que la fièvre chez les phthisiques n'était point une contre-indication de l'usage des eaux sulfureuses ; mais dans l'observation si intéressante qu'il a citée à l'appui de ses assertions, je trouve ces seuls renseignements relatifs à la fièvre : « Le pouls est à 108 pulsations. Le moindre mouvement produit des battements de cœur violents. » Moi aussi, messieurs, j'ai vu des phthisiques atteints de ramollissements tuberculeux avec perte de substance, qui ont retiré de bons effets de la médication hydro-sulfureuse, bien que le pouls marquât de 100 à 110, et que le cœur fût animé de mouvements brusques, désordonnés. C'est que les réactions générales étaient peu accentuées chez ces sujets, comme l'indiquait le thermomètre, et que les parties du poumon qui circonscrivaient la perte de substance étaient plutôt le siége d'une congestion, d'une hypérémie chronique, que d'une inflammation véritable et surtout aiguë. Aussi, lorsque la fièvre est légère et au-dessous des altérations organiques, c'est-à-dire quand ces dernières l'emportent sur la fièvre, je crois que les malades peuvent être soumis avantageusement au traitement hydro-sulfureux. C'est une nuance que les praticiens ne sauraient trop s'appliquer à bien saisir.

Si, aux lésions pulmonaires coïncidant avec la fièvre, s'ajoutent une bronchite ou une laryngite aiguës, l'usage des eaux sulfureuses est à plus forte raison contre-indiqué. A propos de la laryngite, je dois dire que j'ai toujours vu nos eaux aggraver l'état des malades quand la phthisie se compliquait de tubercules au larynx.

VIII. — Supposons maintenant que l'auscultation ne révèle que des lésions locales légères, par exemple quelques granulations éparses et localisées au sommet du poumon, comme l'a dit M. Leudet, tandis que la fièvre est bien caractérisée, vive, continue, intermittente ou rémittente, oh! alors, messieurs, pas de doute, pas d'hésitation : l'usage des eaux sulfureuses doit être rigoureusement proscrit. Je suis heureux de me trouver d'accord sur ce point avec le savant praticien des Eaux-Bonnes. Au reste, en lisant attentivement le travail de M. Leudet, j'y ai trouvé un passage qui prouve que cet honorable médecin et moi nous sommes plus près de nous entendre qu'on ne doit le supposer d'après ce qui précède. Permettez-moi de vous citer ce passage textuellement ; et que M. Leudet soit bien convaincu que je n'ai nulle intention de le mettre en contradiction avec lui-même ; ce procédé serait indigne de lui et de moi.

« Le vrai malade des Eaux-Bonnes, dit-il, est le phthi-
» sique sans fièvre ou avec une fièvre légère, peu accen-
» tuée, ce phthisique eût-il une vaste caverne creusée
» dans son poumon. Par contre, je me défie du phthi-
» sique qni m'offre une fièvre violente, désordonnée, et
» qui ne présente que des signes stéthoscopiques légers,
» insuffisants pour expliquer ce grand appareil fébrile.
» Dans ce dernier cas, la diathèse tuberculeuse s'est em-
» parée de toute l'économie, s'est généralisée, au lieu
» d'épuiser son action sur un point, sur un organe. L'eau
» Bonnes ne trouve pas d'appui dans cet organisme ainsi
» frappé, et son action salutaire ne peut plus s'exercer. »

Vous voyez, messieurs, que ce sont à très-peu près les propositions que j'ai développées dans ce travail, et que je résume ainsi :

1° C'est contre la phthisie atonique, lente, apyrétique, que la médication hydro-sulfureuse est surtout indiquée ;

2° Cette médication convient encore lorsque la fièvre est au-dessous des altérations organiques, c'est-à-dire quand ces dernières l'emportent sur le mouvement fébrile ;

3° L'usage des eaux sulfureuses doit être interdit aux phthisiques atteints d'une fièvre franche, vive, caractérisée surtout par l'élévation de la température, continue ou ré-mittente, et qui est en rapport avec les lésions pulmo-naires ; à plus forte raison lorsqu'il existe en même temps une inflammation aiguë de la muqueuse bronchique ou largyngienne ;

4° La contre-indication est non moins formelle quand les altérations organiques sont peu prononcées, à peine appréciables, et insuffisantes pour expliquer la fièvre.

Paris. — Imprimerie de E. Martinet, rue Mignon, 2.

113